Homöopathie bei Erkältungen

Dr. Johannes Schön

Inhaltsverzeichnis

Einführung

Hunderte verschiedenster „Schnupfenviren" können bei geschwächter Immunabwehr zu grippalen Infekten führen, die allgemein als Erkältungskrankheiten bezeichnet werden. Die Viren werden durch kleinste Tröpfchen beim Husten und Niesen oder durch direkten Kontakt (Türklinken, Händedruck..) übertragen. Gelangen die Viren in den Mund oder die Atemwege, siedeln sich auf den geschädigten Schleimhäuten Bakterien an, die zu weiteren Folgeerkrankungen wie Nasennebenhöhlen- und Mittelohrentzündungen oder Bronchitis führen.

Vom üblichen grippalen Infekt ist die durch den Influenza -Virus übertragenen „echte Grippe" (Influenza) abzugrenzen. Diese geht mit einer akuten Infektion der Atemwege einher und ist oft mit hohem Fieber und starkem Krankheitsgefühl verbunden. Bei komplikationslosem Verlauf klingen die Krankheitserscheinungen nach knapp einer Woche ab. Besonders älteren Menschen sowie Patienten mit Abwehrschwäche oder Erkrankungen der Atemwege drohen dagegen Herz-Kreislauf-Komplikationen, Lungenentzündungen, Nasennebenhöhlenentzündungen, sowie bei Kindern Mittelohrentzündungen, Pseudokrupp und schwere Atemnot.

Die Influenzaviren ändern immer wieder ihre Oberflächenstruktur, wodurch die im Organismus vorhandenen Antikörper nicht mehr schützen können. So erklärt sich das Auftreten immer neuer Grippeepidemien und die Sorge der Gesundheitsbehörden vor weltweiten Epidemien (Pandemien). Der große Gewinner dabei war die Pharma-Industrie, die mit dem Verkauf von Grippeimpfstoffen und retroviralen Medikamenten Milliarden verdiente. Dennoch wurde durch Grippeimpfstoffe die Krankheit bei weitem nicht zum Verschwinden gebracht, denn das Virus ändert ja fortwährend seine Oberflächenstruktur. Zudem berichten viele Patienten über monatelang anhaltende leichtere grippeartige Symptomen, die nach Grippe-Impfungen aufgetreten sind, was auch nicht gerade für die Impfung spricht.

Die bisher für Influenza zugelassenen Arzneimittel wirken nur bei der „echten Grippe" und können nur dann, wenn sie innerhalb der ersten Tage nach Auftreten von hohem Fieber eingenommen werden, den Verlauf allenthalben abmildern

Antibiotika sind gegen Viren unwirksam und können allenfalls als „Notbremse" bei schweren bakteriellen Sekundär-Infektionen eingesetzt werden. Durch Antibiotika wird der Organismus bzw. das Immunsystem geschwächt und in seinen Abwehrmaßnahmen blockiert. Antibiotika zerstören die Darmflora und immerhin sind 70% des Immunsystems im Darm lokalisiert! Eine intakte Bakterien- Flora ist für die Gesundheit äußerst wichtig, und diese gesunde Bakterien-

Zusammensetzung wird von Antibiotika nicht nur im Darm empfindlich gestört, sondern auch in der Scheide, was häufig zu Scheidenpilz führt. Selbstverständlich haben Antibiotika z.B. bei schweren Infekten und fiebersenkende Mittel z.B. bei einer Neigung zu Fieberkrämpfen einen großen Nutzen. Wenn sie allerdings bei jedem kleinsten grippalen Infekt eingesetzt werden, verlieren sie zum einen ihre Wirksamkeit, weil die Bakterien dagegen immer resistenter werden und zum anderen werden die Menschen dadurch nicht gesünder, sondern eher geschwächt und Krankheits-anfälliger.

Erkältungskrankheiten haben ihren Namen nicht ohne Grund: Klimatische Faktoren, wie vor allem der plötzliche Temperaturwechsel von warm nach kalt stören das innere Gleichgewicht (die Homöostase) und haben bei geschwächter Abwehrkraft eine Erkältung zur Folge. Ebenso können starke psychische Belastungen, Überanstrengungen und allgemein eine ungesunde Lebensweise zu einer geschwächten Vitalkraft und Anfälligkeit für Erkältungen führen. Infolge der verminderten Abwehrkraft treten dann bakterielle oder virale Infektionen auf. In der Homöopathie betrachten wir also die durch äußere und innere Faktoren geschwächte Vitalkraft als die primäre Ursache der Erkältung. Die Symptome der Krankheit wie z.B. das Fieber sind ein Ausdruck der körpereigenen Selbstheilungkräfte, die innere Ordnung und eine harmonisches Gleichgewicht wiederherzustellen, also die Erkältung auszuheilen. Eine Unterdrückung der Erkältungssymptome verschleiert und verlangsamt demnach den Heilungsverlauf.

Mithilfe geeigneter homöopathischer Mittel wird der Organismus in seiner Immunabwehr bzw. seinen Selbstheilungskräften unterstützt, anstatt gegen die Grippe- Symptome zu kämpfen, wie es schulmedizinisch mit Schmerz-Fiebermitteln und Antibiotika gehandhabt wird.

Homöopathische Arzneien sind sehr gut geeignet zur Selbstbehandlung bzw. Behandlung von Freunden und Familienmitgliedern, wenn die im Folgenden genannten Regeln zur Dosierung beachtet werden.

Achtung, schwerwiegendere und hochfieberhafte Erkrankungen sollten ärztlich behandelt, oder zumindest in die Hände eines erfahrenen und medizinisch geschulten Homöopathen gegeben werden.

Dosierung homöopathischer Arzneimittel

•   Niedrige Potenzen (D 3, D 6, C 6, D 12, C 12) bevorzugt verwenden, 5 Globuli dreimal täglich im Mund zergehen lassen.

•   Prinzipiell macht es keinen Unterschied, ob die homöopathischen Mittel in Form von Tropfen, Tabletten oder Globuli eingenommen werden, weil allein die Art der Information ausschlaggebend ist und nicht der Informationsträger. Die Dosis von 5 Globuli entspricht in etwa einer Tablette oder 5 Tropfen.

•   Bei höheren Potenzen als die D 30 genügt eine einmalige Einnahme von 5 Globuli. Danach das Mittel auswirken lassen.

•   In sehr akuten Fällen können 5 Globuli sofort eingenommen und dann 10 Globuli in einem halben Glas Wasser (ohne Kohlensäure) auflöst werden. Am besten mit einem Plastiklöffel kräftig. verrühren (verkleppern) und von dieser Lösung nehmen alle halbe Stunde einen Teelöffel voll einnehmen. Vor jeder Einnahme nochmals kurz verkleppern. Sobald die Beschwerden sich bessern, kann die Einnahmehäufigkeit reduziert werden.

Zum tieferen Verständnis der Homöopathie, ihrer Wirkungsweise und der praktischen Anwendung sei auf das e-book „Einführung in die Homöopathie" (von Dr. Johannes Schön) hingewiesen.

Fieber

Das Fieber ist bei grippalen Infekten eine wichtige und effektive Maßnahme des Organismus, um das Immunsystem zu aktivieren. Durch den Temperaturanstieg verlaufen die biochemischen Abwehrprozesse schneller und effektiver. Selbst schulmedizinische Studien haben bewiesen, dass die Behandlung von leichtem Fieber widersinnig ist.

Ausgenommen davon sind die äußerst seltenen Fälle von Fieberkrämpfen, die aber nicht zur Folge haben sollten, dass bei allen anderen Kindern jedes Fieber sofort medikamentös unterdrückt wird!

Erst wenn das Fieber 40° C erreicht (bei alten Menschen 39°C) können notfalls fiebersenkende Mittel (z.B. Paracetamol bei Kindern, Aspirin nur bei Erwachsenen) eingesetzt werden.

Mittels Naturheilkunde werden dagegen die körpereigenen Abwehrmaßnahmen nicht unterlaufen, sondern unterstützt und das Immunsystem wird gestärkt.

Homöopathische Heilmittel bei Fieber

Anfangs erfahren sie zu jedem **Arzneimittel** Hinweise und wissenswerte Informationen. Dann werden die wichtigsten Symptome stichpunktartig geschildert. Bewährte Schlüsselsymptome werden **fett** gedruckt hervorgehoben. Sofern eine klare Beschwerde-Ursache bekannt ist, wird diese in dem separaten Unterpunkt „**Causa**" genannt. Die **Modalitäten** können oft hinweisend für die Mittelwahl sein und bezeichnen die Besserung bzw. Verschlechterung der Symptome unter bestimmten Umständen. Unter „**Besonderheiten**" erfahren Sie Unterscheidungshilfen zu anderen Mitteln und andere Hinweise, welche die Arzneimittelwahl erleichtern sollen.

Aconitum

Aconitum napellus, der Sturmhut, wächst in hohen Berglagen und ist eine außerordentlich giftige Pflanze. Er enthält Aconitin, das vor allem auf das Nervensystem wirkt, und von dem schon wenige Milligramm tödlich sein können!

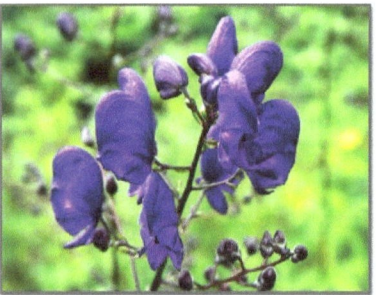

Die Giftwirkung tritt sehr schnell und plötzlich ein. Doch wir verwenden die potenzierte Heilpflanze und können uns die starke Arzneikraft von Aconitum, wie er abgekürzt genannt wird, zunutze machen.

Beschwerdebild:
- Das Fieber beginnt sehr **plötzlich und heftig**.
- Das Gesicht ist dunkelrot, **heiß und trocken**. Beim Aufsetzen wird das Gesicht blass.
- Vermehrter Durst.
- Hellrote Ohren bei Grippe
- **Grosse Unruhe und Angst**
- oder bei hohem Fieber: Schläfrigkeit und Benommenheit, Durstlosigkeit, Erschöpfung

Causa:
- Das Fieber tritt **nach kaltem, trockenen Wind oder Zugluft** auf.

Modalitäten:
- Verschlimmerung abends und nachts, Besserung an der frischen Luft.

Besonderheiten:
Aconitum ist ein wichtiges Mittel für den **beginnenden grippalen Infekt**, der sich oft in einem inneren Frösteln bemerkbar macht.

Belladonna

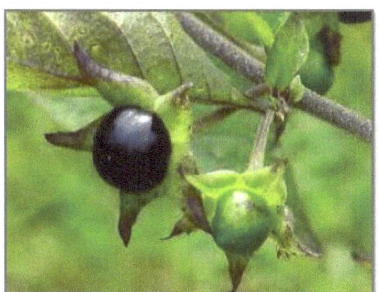

Atropa Belladonna, die Tollkirsche, wächst in schattigen Orten und enthält u.a. das hochgiftige Atropin. Die Tollkirsche hat einen starken Bezug zum Zentralnervensystem.

Beschwerdebild:
- **Plötzlich** auftretendes **hohes Fieber**.
- Das **Gesicht ist gerötet** und glühend heiß.
- Pulsierende Kopfschmerzen
- **Schwitzen** am ganzen Körper und am Kopf mit oftmals kalten Händen und Füssen.
- Große **Erregung** oder **Halluzinationen**.
- **Pupillen sind geweitet.**
- Empfindlichkeit auf helles Licht, Geräusche und Berührung.
- Hals und Mund sind trocken, trotzdem besteht wenig Durst.

Causa:
- Die Erkältung wurde durch **kaltes feuchtes Wetter** verursacht.

Modalitäten:
- Verschlimmerung ab nachmittags bis in die Nacht
- Verschlimmerung durch Sinneseindrücke, wie Licht, Geräusche, Berührung.

Besonderheiten:
Die Verordnung von Belladonna folgt oft nach Aconitum, wenn der Patient/ die Patientin zu schwitzen beginnt. Bei Aconitum ist dagegen das heiße, trockene Fieber ohne Schweiße typisch.

Gelsemium

Gelsemium sempervirens, der virginianische Jasmin, wächst als wildwachsender Strauch in Virginia und enthält ein starkes lähmendes Gift.

Beschwerdebild:
- Der Infekt beginnt mit **Frieren und Schüttelfrost**.
- **Dunkelrotes Gesicht, dumpfe Kopfschmerzen, schläfriges Aussehen**
- Der Infekt verläuft schleppend und ist von **grosser Erschöpfung und Schwäche** geprägt.

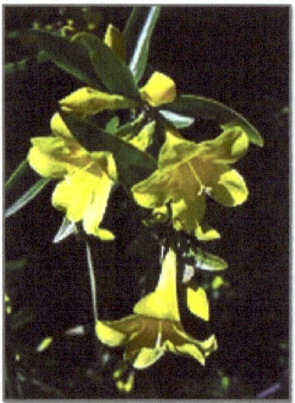

Causa:
- Die Erkältung tritt nach feucht-warmer Witterung, oder als Folge von Schreck oder Aufregung auf.

Modalitäten:
- Verschlimmerung durch Anstrengung, beim Denken an die Beschwerden.

Besonderheiten:
- Selten steigt das Fieber über 38°C.
- Der Puls ist weich, voll und kaum beschleunigt, anders als bei den obengenannten Mitteln.

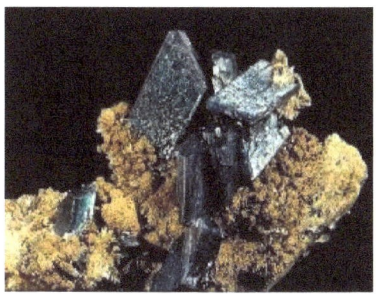

Ferrum phosphoricum

Arzneimittel:

Ferrum phosphoricum ist ein mineralisches Mittel (Eisenoxydphosphat), das in den ersten 3 Potenzen als Verreibung hergestellt wird.

Beschwerdebild:
- Hohes Fieber (höher als 39°C), das mit auffallend **wenig allgemeiner Beeinträchtigung** einhergeht.
- Keine charakteristischen Beschwerden außer dem Fieber, der/die Kranke **fühlt sich erstaunlich wenig krank**.
- Das Gesicht erscheint blass oder fleckig rot.

Causa:
- Keine bekannt

Modalitäten:
- Verschlimmerung abends nach einer tagsüber fieberfreien Periode.

Besonderheiten:

Das Mittel muss 2-3 Tage lang gegeben werden, weil das Fieber bei Ferrumphosphoricum langsamer reagiert als z.B. bei Belladonna oder Aconitum.

Eupatorium perfoliatum

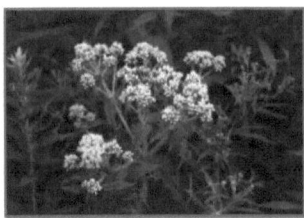

Eupatorium perfoliatum, der Wasserhanf, wächst in Nordamerika und enthält als arzneilichen Wirkstoff u.a. Eupatorin.

Beschwerdebild:
- Grippale Infekte mit **heftigen Gliederschmerzen**.
- Schmerzen in den Knochen, als seien die Knochen gebrochen.
- **Großer Durst auf kalte Getränke, trotz grossem Frieren.**

Modalitäten:
- Verschlimmerung des Fiebers vormittags

Besonderheiten:
- Vorherrschend sind die starken Gliederschmerzen

Bryonia alba

Bryonia alba, die Zaunrübe, wächst als mehrjährige Pflanze in Europa an Hecken und Zäunen.

Beschwerdebild:
* Heftige Muskel- und Gelenkschmerzen, die sich bei jeder Bewegung oder Erschütterung verschlimmern. Der **Kranke liegt völlig reglos da, um jede Bewegung zu vermeiden**.
* Das Fieber entwickelt sich langsam über Tage hinweg.

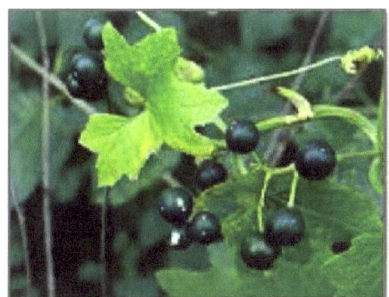

* **Großer Durst mit Verlangen auf große Mengen Wasser**, das gewöhnlich in größeren Abständen getrunken wird.
* **Die Zunge ist weiß oder gelblich-braun** belegt.Causa:
* Durch Ärger hervorgerufene Beschwerden

Modalitäten:
* Verschlimmerung durch jede kleinste Bewegung
* Verschlimmerung durch Ärger oder Aufregung

Schüsslersalze und Hausmittel

* **Nr.3 Ferrum phos.** bei den ersten Grippe- Symptomen wie Kopf- und Gliederschmerzen, Fieber

* **Nr.4 Kalium chloratum** bei anhaltenden Hals- Nasen- Ohren-Beschwerden

* **Nr.6 Kalium sulfuricum** bei gelblichen Nasen- oder Bronchialschleim

* **Nr.12 Calcium sulfuricum** bei hartnäckigen Erkältungssymptomen mit gelblichen Absonderungen

Allgemeine Hausmittel

• Für Ruhe und Schonung sorgen. Ein grippaler Infekt bessert sich oft merklich, wenn wir uns rechtzeitig eine „Auszeit" und Bettruhe gönnen.

• Viel Flüssigkeit trinken. Lindenblütentee oder Holunderblütentee sind schweißtreibend und damit fiebersenkend. Bei gleichzeitigen Halsschmerzen ist Salbeitee mit Honig hilfreich. Himbeersirup mit Wasser verdünnt ist bei Kindern beliebt und senkt ebenfalls die Körpertemperatur.

• Vitamin C hochdosiert einnehmen. Reines Vitamin C Pulver aus der Apotheke dreimal täglich einen halben Teelöffel drei Tage lang (nicht länger!) einnehmen und viel Flüssigkeit nachtrinken.

• Alternativ fertige Präparate bzw. Kombinationen mit den Vitaminen A, D, C, E und Zink

• Bei Fieber mit warmen Händen und Füßen können Wadenwickel gemacht werden. Zwei Handtücher werden mit kaltem Wasser nass gemacht, gut ausgewrungen und um die Unterschenkel gelegt. Darüber werden trockene Handtücher gewickelt. Diese Packung bleibt etwa 20-30 Minuten liegen, bzw. bis sie sich vollständig erwärmt hat und dann abgenommen.

• Fiebersenkend wirken auch Essigstrümpfe („Essigpatscherl") Die Füße müssen dazu warm sein. Ein Teil Essig wird mit fünf Teilen zimmerwarmen Wasser gemischt, Baumwolltücher oder Baumwollkniestrümpfe werden hineingetaucht, ausgewrungen und angelegt, dann werden größere Wollsocken darüber gezogen. Die Essigpatscherl etwa eine Stunde lang anbehalten, bzw. bis die inneren Tücher oder Socken fast trocken sind. Die Anwendung kann 2-3-mal täglich durchgeführt werden.

Schnupfen und Nasennebenhöhlenentzündung

Der akute **Schnupfen** entsteht meist durch Viren (Rhino-, Corona-, Influenza-, Adenoviren). Die Übertragung erfolgt durch Tröpfcheninfektion und die Ansteckungszeit beträgt 3 – 7 Tage. Der allergisch bedingte Schnupfen ist vom infektiös bedingten Schnupfen abzugrenzen.

Bei Virus-bedingtem Erkältungsschnupfen haben die Betroffenen eine „laufende Nase", wobei das Sekret anfangs wässrig, später durch die hinzukommenden bakteriellen Infektionen auch gelblich-grün und blutig sein kann. Die Nasenatmung ist behindert. Allgemeine Krankheitszeichen wie Abgeschlagenheit, Kopfschmerzen und leichtes Fieber kommen hinzu.

Bei entsprechender Veranlagung besteht die Gefahr einer **Nasennebenhöhlenentzündung** (Sinusitis), eine meist bakterielle Entzündung der Nasennebenhöhlenschleimhaut. Die Ausführungsgänge der Nasennebenhöhlen werden durch zu kräftiges Schnäuzen und eine entzündliche Schwellung verstopft. In der Folge bilden sich eitrig entzündliche Sekrete in den Nasennebenhöhlen.

Die Beschwerden des Patienten sind abhängig davon, welche Nebenhöhlen von der Erkrankung betroffen sind:

Bei der **Kieferhöhlenentzündung** (Sinusitis maxillaris) treten starke, pochende Schmerzen im Bereich der Kieferhöhle, im angrenzenden Mittelgesicht und in der Schläfenregion auf. Diese Schmerzen verstärken sich typischerweise beim Bücken. Die Nasenatmung ist behindert

Eine **Stirnhöhlenentzündung** (Sinusitis frontalis) führt zu Schmerzen in der Stirnregion, die in den inneren Augenwinkel ausstrahlen.

Bei einer Entzündung der **Siebbeinzellen** (Sinusitis ethmoidalis) ist der Druck im Bereich der Nasenwurzel und des inneren Augenwinkels am größten.

Dagegen ist das Beschwerdebild einer Entzündung der **Keilbeinhöhlen** (Sinusitis sphenoidalis) eher uncharakteristisch (z.B. Kopfschmerzen in der Mitte des Kopfes mit Ausstrahlung zum Hinterkopf).

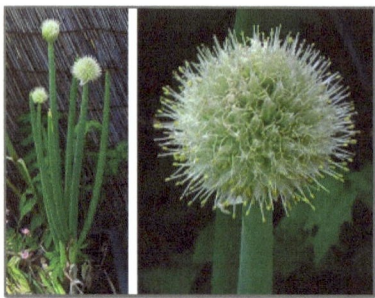

Allium Cepa

Arzneimittel:
Allium Cepa, die Küchenzwiebel ist ein Liliengewächs, das Ihnen wohl gut bekannt sein sollte. Kaum jemand hat nicht schon einmal unabsichtlich eine Arzneimittelprüfung mit Allium Cepa durchgeführt, nämlich beim Schneiden einer Zwiebel. Genau diese Symptome vermag die potenzierte Küchenzwiebel zu heilen.

Arzneimittelbild:
Reichlicher Tränenfluß, der gewöhnlich mild ist.
Das Nasensekret ist scharf und wundmachend. Die Nasenabsonderungen können so scharf sein, dass die Nasenlöcher bis hin zu den Oberlippen wund und gerötet werden. Das wässrige Sekret kann von der Nasenspitze ständig herabträufeln.
Nies-Attacken und Verschlimmerung des Schnupfens beim Betreten eines warmen Zimmers.
Heftige Kopfschmerzen.

Causa:
Der Schnupfen kann zu jeder Jahreszeit auftreten, besonders jedoch im Frühjahr und Sommer als Folge von Regen und kaltem Wetter.

Besonderheiten:
Allium Cepa ist auch ein wichtiges Mittel für den Heuschnupfen.

Euphrasia officinalis

Arzneimittel:
Euphrasia officinalis, der Augentrost, ist eine in Europa, Asien und Nordamerika vorkommende kleine Pflanze, auf deren volkstümliche Verwendung schon die deutsche Bezeichnung hinweist. Der Augentrost tröstet nicht nur die Augen, sondern ist auch beim Schnupfen hilfreich.

Beschwerdebild:
Milder Schnupfen
wundmachender, reichlich fließender Tränenfluß. Die Augen brennen und sind gereizt. Entzündete Augenlider.
Heftiger Niesreiz.
Der Schnupfen kann von Husten begleitet sein. Quälender Hustenreiz, der tagsüber schlimmer ist.

Modalitäten:
Die Beschwerden verschlechtern sich an der frischen Luft.

Besonderheiten:
Die Symptomatik „milder Schnupfen und scharfe Tränen" ist genau umgekehrt wie bei Allium Cepa

Sabadilla

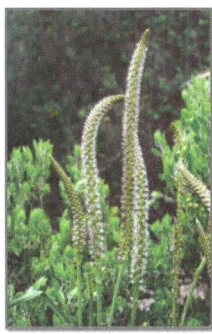

Arzneimittel:
Sabadilla, der Läusesamen, wird aus den Samen eines in Mexiko vorkommenden Liliengewächses hergestellt. Leider ist es bisher unzureichend geprüft, so dass wir nur über wenige Symptome verfügen.

Beschwerdebild:
Heftiges, anfallsartiges Niesen.
Schmerzen an der Stirn
Rote Augenlider.

Dünne, reichliche Absonderungen aus der Nase, die oft wundmachen.
Verlangen nach warmen Getränken.
Allgemein großer **Mangel an Lebenswärme**.

Modalitäten:
Niesanfälle, die durch Kälte, im Freien oder durch starke Gerüche schlimmer werden.

Besonderheiten:
Die Augen- und Nasenabsonderungen sind wundmachend, im Unterschied zu Allium cepa und Euphrasia

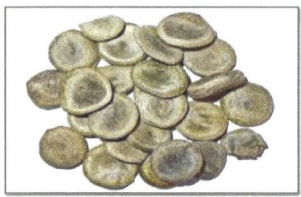

Nux vomica

Arzneimittel:
Nux vomica, die Brechnuß, ist der Samen der Strychnos Nux Vomica oder des Brechnußbaumes, der in Indien und auf Ceylon wächst. Wichtigster toxikologischer Inhaltsstoff ist das Strychnin, das eine deutliche Wirkung auf das Nerven-, Verdauungs- und Zirkulationssystem hat. Nux vomica ist ein Polychrest, also ein homöopathisches Mittel, das auf viele Organsysteme eine arzneiliche Wirkung ausübt und somit ein breites Wirkungsspektrum hat.

Beschwerdebild:
- Allgemein **reizbare, ungeduldige und verfroren en Patienten.**
- **Niesen und Schnupfen morgens beim Erwachen oder beim Aufstehen.**
- Nachts ist die Nase verstopft. Stockschnupfen im Zimmer und Fließschnupfen im Freien
- **Grosse Geruchsempfindlichkeit**.

Causa:
- Die Erkältungen werden durch Einwirkung trockener kalter Luft oder Zugluft verursacht.

Modalitäten:
- Allgemeine Verschlechterung morgens

Luffa operculata

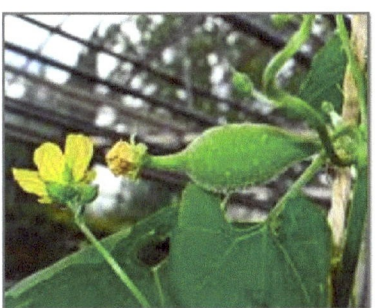

Arzneimittel:
Luffa operculata oder Espanjolla, ist ein neueres Mittel und wurde aus Mittel und Südamerika von Dr. Willmar Schwabe, dem Gründer der DHU (Deutsche Homöopathie-Union) mitgebracht und geprüft.

Beschwerdebild:
- Die **Nase juckt und ist trocken**.
- Die Nasenschleimhäute schmerzen vor **Trockenheit**.
- Häufiges Niesen.
- Nasennebenhöhlenentzündung, die sich aus einem anfänglichem Schnupfen entwickelt.
- Weißes oder gelbliches Sekret
- Dumpfer Stirnkopfschmerz

Modalitäten:
- Die Beschwerden sind besser an der kalten Luft und schlimmer im warmen Zimmer.

Besonderheiten:
Kann bei beginnender Sinusitis Verwendung finden, wenn ansonsten keine deutlichen Merkmale zu finden sind.

Kalium bichromicum

<u>Arzneimittel:</u>

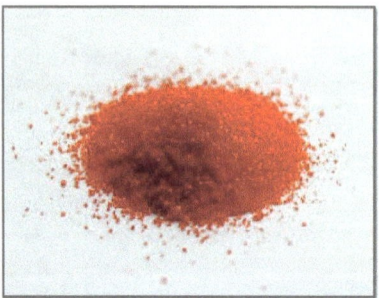

Kalium bichromicum ist Kaliumbichromat, ein gelbliches mineralisches Salz und wirkt stark reizend auf die Schleimhäute.

<u>Beschwerdebild:</u>
- **Zäher, fadenziehender** und **eitrig-gelber Nasenschleim**.
- Druck und Völlegefühl in den Nebenhöhlen.
- Druckschmerz an der Nasenwurzel.
- **Dicke Krusten und Borken** in der Nase, welche festkleben und beim Entfernen bluten.
- Allgemeine Verfrorenheit

<u>Modalitäten:</u>
- Die Symptome werden durch Kälte verschlechtert.

<u>Besonderheiten:</u>
Ein häufig gebrauchtes Mittel für die Nasennebenhöhlen mit deutlichen Symptomen bezüglich der Absonderungen.

Hydrastis canadensis

<u>Arzneimittel:</u>
Hydrastis canadensis, das kanadische Wasserkraut, wächst in Nordamerika und enthält das Alkaloid Hydrastin,. Bei den Arzneimittelprüfungen hat Hydrastis einen deutlichen Bezug zu den Schleimhäuten und dem Drüsengewebe gezeigt.

<u>Beschwerdebild:</u>
- Sinusitis mit **dicken fadenziehenden Absonderungen** aus den Nebenhöhlen.

- Der zähe gelbe Schleim läuft meist von der Nase **hinten den Rachen hinab**.
- Die Nasenschleimhaut blutet leicht.
- Schleimiger, dicker Belag auf der Zunge.
- Ständiges, erfolgloses Verlangen, die Nase zu schnäuzen.

Modalitäten:
- Die Nasenschmerzen verschlimmern sich Einatmen kalter Luft.

Besonderheiten:
Hydrastis ist besonders für langanhaltenden Schnupfen und Nasennebenhöhlenentzündungen geeignet.

Mercurius solubilis

Arzneimittel:

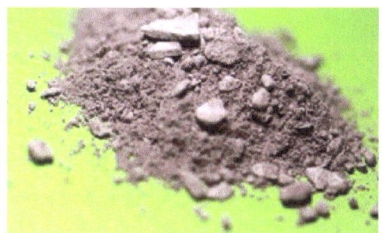

Mercurius solubilis ist schwarzes Quecksilberoxydul und entspricht in seinem Arzneimittelbild weitestgehend dem metallischen Quecksilber (Mercurius vivus). Das giftige Quecksilber wurde früher viel und oft exzessiv zur Behandlung der Syphilis eingesetzt. Eine homöopathische Episode zu Mercurius: Als Zlatarowic, Professor an der Wiener Medizinischen Fakultät, im Jahre 1845 im Kolleg die Wirkungen von Mercurius durchsprach, wurde ihm plötzlich klar, dass seine Beschreibung der Symptomatik der Syphilis zum Verwechseln ähnlich war. Diese blitzartige Erkenntnis ergriff ihn so, dass er seine Vorlesung abbrach, nach Hause ging und das Studium der Homöopathie begann.

Beschwerdebild:
- **Wundmachende, zähe und eitrige grüngelbe Absonderungen**
- Das Gesicht ist blass und gedunsen, die Nase ist geschwollen.
- Grosse innere Unruhe und Nervosität.
- **Unangenehme Nachtschweiße.**
- **Stinkender Atem.**
- **Reichlicher Speichelfluß, besonders nachts im Bett.**

Modalitäten:
- Allgemeine Verschlimmerung sowohl durch Kälte als auch durch Wärme
- Verschlimmerung nachts, im warmen Bett, sowie durch kalte Luft.

Besonderheiten:
Kein anderes Mittel hat eine so deutliche Temperaturempfindlichkeit sowohl gegen Wärme als auch gegen Kälte (Das „temperaturempfindliche" Thermometer ist mit Quecksilber gefüllt!)

Pulsatilla pratensis

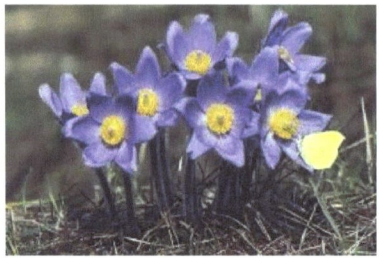

Arzneimittel:
Pulsatilla pratensis, die Wiesenküchenschelle oder Wiesenanemone, wächst auf sandigen Orten und sonnigen Hügeln in ganz Europa und hat sich seit seiner Einführung durch Hahnemann als ein vielseitiges homöopathisches Polychrest bewährt.

Beschwerdebild:
- **Milde, gelblich-grüne Absonderungen** aus der Nase.
- Chronische Nasenverstopfung.
- **Weinerliche und wechselhafte Stimmung**. Verlangen nach Zuwendung.
- Die Symptome wechseln ständig.
- **Trockener Mund, aber kein Durst**

Modalitäten:
- **Warme Zimmerluft verschlechtert**, allgemeine Besserung der Beschwerden draußen an der frischen Luft.

Besonderheiten:
Die weinerliche, anhängliche und wechselhafte emotionale Verfassung sind auf das Mittel hinweisend.

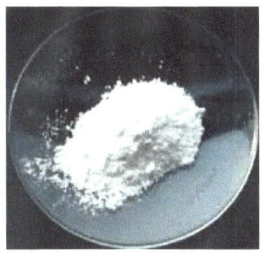

Silicea

Arzneimittel:
Silicea, die Kieselerde oder Kieselsäure ist ein zusammengesetztes Oxygenoid des Siliciums. Zur homöopathischen Potenzierung wird die reine Kieselsäure des Bergkristalls verwendet

Beschwerdebild:
- Stirn- oder Nebenhöhlenentzündung **mit dicken eitrigen Absonderungen.**
- **Trockene chronische Nasenverstopfung**.
- Starke Verfrorenheit.
- **Kopfschweiße am ganzen Kopf**, die vor allem nachts auftreten. Häufige Erkältungen.
- **Körperliche Schwäche und Erschöpfung.**
- **Zarte, nachgiebige Patienten mit einem Mangel an Selbstvertrauen**.

Causa:
- Folge von unterdrückten Absonderungen, wie z.B. Schweiß.

Modalitäten:
Allgemeine Verschlimmerung durch Zugluft oder durch Abdecken. **Besserung durch warme Kopfbedeckung**

Besonderheiten:
Hinweisend ist der ausgeprägte Mangel an Lebenswärme und die allgemeine Besserung durch Wärme. Chronische, sich lange Zeit hinziehende Infektionen. Die Wirkung von Silicea ist langsam, lang anhaltend und sehr tiefgreifend.

weitere homöopathische Mittel bei Schnupfen

Aconitum bei beginnendem Schnupfen mit Fieber, Unruhe, Verschlimmerung nachts

Arsenicum album bei scharfem, wässrigem Schnupfen, Nase ist völlig verstopft und Sekret läuft heraus. Besser durch warmem Getränke und in warmen Räumen

Hepar sulfuris bei übelriechendem Schnupfen, Schmerz über der Nasenwurzel, Eiterungsneigung, sehr Kälte-, Schmerz- und berührungsempfindlich.

Sambuccus bei Säuglingsschnupfen, verstopfter Nase, wenn sonst keine deutlichen Symptome vorhanden sind.

Hausmittel und unterstützende Maßnahmen

- Auf zu heftiges Schnäuzen verzichten, weil dadurch der Infekt nur von der Nasenschleimhaut in die Nebenhöhlen verschleppt wird

- Etwas jap. Heilpflanzenöl unter den Naseneingang auftragen, dieses wird dann mit jedem Atemzug inhaliert. (Nicht bei Säuglingen und Kleinkindern, wegen der Gefahr eines Stimmritzenkrampfs)

- Vermehrt Vitamin C (bis zu 3 g/Tag) einnehmen

- zur Schleimverflüssigung ausreichend Flüssigkeit d.h. mindestens 2 Liter tgl. (Wasser und Kräutertees) trinken und Milchprodukte meiden, da sie evt. eine Verschleimung begünstigen.

- tägliche Bewegung an der frischen Luft, Wechselduschen und Armgüsse (nicht bei Fieber)

- abschwellende Nasentropfen allenfalls kurzfristig verwenden, weil diese gefäßverengende Substanzen enthalten, welche die Schleimhaut austrocknen und längerfristig schädigen.

- Besonders für Säuglinge und Kleinkinder ist zur Behandlung des Schnupfens eine physiologische Kochsalzlösung (0,9% NaCl) geeignet, weil sie keine Nebenwirkungen aufweist und die Nasengänge gut von Krusten und Borken befreit. Besser noch ist sterilisiertes Meerwasser, weil darin neben dem NaCl noch eine Vielzahl an Mineralien und Spurenelementen enthalten sind, die sich positiv auf die Schleimsekretion und die Aktivität der Flimmerhärchen auswirken.

- Eine Nasenspülung durchführen: lauwarmes mit etwas Salz versetztes Wasser aus der hohlen Hand abwechselnd durch eine Nasenloch aufsaugen, das andere dabei zuhalten. Den Kopf leicht nach hinten legen, dass die Flüssigkeit in den Rachenraum gelangt und anschließend ausspucken.

- Auf warme Füße und insgesamt eine angemessene Kleidung achten.

- Inhalationen mit Kochsalz

Schüssler-Salze

Nr. 8 Natrium chloratum bei klarem und wässrigem Sekret

Nr. 4 Kalium chloratum bei zugeschwollener Nase und weißlichem Sekret

Nr. 6 Kalium sulfuricum bei Schnupfen mit gelblichen Sekret

Nr. 10 Natrium sulfuricum bei Schnupfen mit grünlich-gelbem Sekret

Ohrenschmerzen und Mittelohrentzündung

Die akute Mittelohrentzündung (Otitis media) ist eine meist bakterielle Infektion und insbesondere bei (Klein-)Kindern eine häufig vorkommende Erkrankung. Sie steigt meist von der Nase über die Ohrtrompete ins Mittelohr auf, insbesondere wenn durch heftiges Schnäuzen die Erreger vom Rachen in die Ohrtrompete gepresst werden. Von außen können die Erreger allenfalls auch bei Trommelfellverletzungen ins Mittelohr eindringen. Die Paukenhöhlenschleimhaut entzündet sich, und es bildet sich (eitriges) Sekret.
Die Betroffenen klagen typischerweise über heftige, pulsierende Ohrenschmerzen und Schwerhörigkeit. Sie fühlen sich krank und haben Fieber und Kopfschmerzen. Kleine Kinder zeigen oft ein uncharakteristisches Bild mit Fieber, Nahrungsverweigerung, Unruhe und Magen-Darm-Beschwerden.
Kommt es durch die Entzündung zu einer spontanen Eröffnung des Trommelfells, tritt Flüssigkeit aus dem Gehörgang aus (Otorrhö, Ohrlaufen) und die heftigen Schmerzen lassen fast schlagartig nach.
Schulmedizinisch werden Mittelohrentzündungen mit Antibiotika, Schmerzmitteln und abschwellenden Nasentropfen behandelt. Allerdings haben schulmedizinische Studien nachgewiesen, dass Antibiotika weder die Dauer der Erkrankung verkürzen, noch langfristige Komplikationen wie Hörverlust zu verhindern vermögen…

Bei sehr starken Schmerzen und vorgewölbtem Trommelfell ist evt. ein kleiner Trommelfellschnitt nötig, damit der Paukenerguss abfließen kann (Parazentese). Manchmal wird ein Paukenröhrchen eingelegt, um das eitrige Sekret aus dem Mittelohr abzuleiten.

Homöopathische Heilmittel für Ohrenschmerzen

Aconitum napellus

Arzneimittel:
ist bereits bekannt.

Beschwerdebild:
- **Plötzlich beginnende und heftige Ohrenschmerzen.**
- Gerötete Ohren.
- **Unruhe und Angst.**
- Viel Durst.
- Trockene, heiße Haut.
- **Hohes Fieber.**

Causa:
- kalter trockener Wind oder Zugluft
- Schreck oder Angst

Modalitäten:
- Verschlimmerung in der Nacht
- Verbesserung, sobald Schwitzen eintritt

Besonderheiten:
Aconitum ist das Mittel der ersten Stunde bei Beginn der Erkältung

Belladonna

Arzneimittel:
bereits bekannt

Beschwerdebild:
- **Klopfende, pulsierende Ohrenschmerzen.**
- Manchmal ist nur das rechte Ohr betroffen.
- Die Ohrmuschel ist gerötet.
- **Schwitzen** an bedeckten Körperteilen und am Kopf.
- **kein Durst**, obwohl Mund und Hals trocken sind,
- Fieber mit **innerer Unruhe**

Causa:

- Zugluft
- feuchte Kälte

Modalitäten:
- Verschlimmerung abends
- Verschlimmerung durch Aufdecken und Berührung
- Verbesserung durch warme Anwendungen

Besonderheiten:
Belladonna ist das klassische Fieber- und Entzündungsmittel

Chamomilla

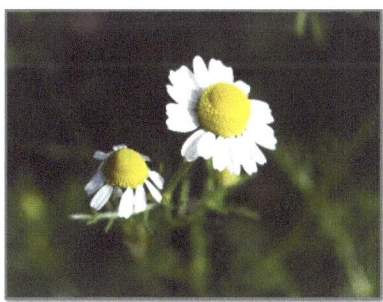

Arzneimittel:
Chamomilla, die gemeine Feldkamille, ist ein bekanntes Heilkraut, das an trockenen, sandigen Orten und an Straßenrändern wächst. Die ätherischen Inhaltsstoffe der Kamille wirken in erster Linie auf das Nervensystem.

Beschwerdebild:
- Die Ohrenschmerzen sind unerträglich
- Das Fieber steht weniger im Vordergrund.
- **Unleidliches und unruhiges Gemüt**.
- Die eine Wange ist rot, die andere ist blass.

Causa:
- Ärger

Modalitäten:
- Die Ohrenschmerzen werden schlimmer durch Berührung und schlimmer durch Wind.

- **Herumtragen oder herumfahren im Auto bessert** (die Beschwerden und die Laune).

Besonderheiten:
Erstes Mittel der Wahl bei unleidlichen und quengeligen Kindern mit Ohrenschmerzen

Ferrum phosphoricum

Arzneimittel:
bereits bekannt

Beschwerdebild:
- **Langsam zunehmender Beginn** der Ohrenschmerzen.
- Das Fieber kann sehr hoch sein, ohne daß besondere Beeinträchtigungen auftreten.
- Blasses oder gerötetes Gesicht.

Modalitäten:
- Kalte Anwendungen an den Ohren (wie z.B. ein kalter Wickel) bessern die Beschwerden. Verschlimmerung nachts

Besonderheiten:
Kann in symptomarmen Fällen gegeben werden, wenn Belladonna keine Wirkung zeigte.

Pulsatilla pratensis

Arzneimittel:
bereits bekannt

Beschwerdebild:
- **Weinerliche, wechselhafte Stimmungen.**
- Große Anhänglichkeit.
- **Kein Durst.**
- Das Hörvermögen ist vermindert.

Modalitäten:
- Die Beschwerden **bessern sich durch kühle** Anwendungen und an der frischen Luft.
- Verbesserung durch Trost
- Verschlimmerung abends und nachts im Bett

Besonderheiten:
Die weinerliche Stimmung bei Pulasatilla ist sanfter, im Gegensatz zur quengeligen und gereizten bei Chamomilla.

Hausmittel und unterstützende Maßnahmen

- Meersalz-Nasentropfen oder andere abschwellende Nasentropfen zur Behandlung des Tubenkatarrhs.
- Nasenspülungen mit Kochsalzlösung bei Tubenkatarrh, wie im Kapitel „Schnupfen" beschrieben.
- Warmes Olivenöl ins Ohr einträufeln (nicht bei laufenden Ohren, d.h. bei perforiertem Trommelfell!)
- Bei Kindern evt. zeitweilig auf Milchprodukte verzichten. Ziegenmilch, Sojamilch oder Reismilch sind eine Alternative zur Kuhmilch
- Bei wiederkehrenden Mittelohrentzündungen sollten die Kinder <u>nicht</u> im Liegen mit der Flasche ernährt werden, weil dies das Bakterien-Wachstum in der Eustachischen Röhre fördert.
- Kleingeschnittene Zwiebel in ein Gazesäckchen geben und etwa 2 Min. in kochendes Wasser tauchen. Nach dem Abkühlen auf ca. 40 Grad auf das schmerzhafte Ohr legen. Anschließend mit einem Tuch fixieren. Die Zwiebel ist ein altbewährtes Mittel gegen Ohrenschmerzen und- Entzündung.
- Die Verwendung von indianischen Ohrenkerzen (pflanzlich hergestellte Röhren, die angezündet werden und über den Gehöreingang gehalten dann langsam abglimmen, z.B. v. Biosun) hilft gegen die Schmerzen und beruhigt die angespannten Nerven.
- Einen Tropfen japanisches Heilpflanzenöl auf Watte geben und ins Ohr stecken.
- Legen einen Topfenwickel (als Fertigpräparat: Quarkpack) auf dem Warzenfortsatz hinter dem Ohr auflegen.
- Wärmebehandlung durch Rotlichtlampen.
- Schleimlösende Mittel helfen bei Tubenkatarrh und daraus entstehende Mittelohrentzündungen, um den Sekret- Abfluss aus dem Mittelohr über die eustachische Röhre zu erleichtern. Hierzu gehören alle unter Schnupfen genannten Mittel.

Schüssler-Salze
Nr.3 Ferrum phos. und **Nr. 4 Kalium chloratum** bei akuter Entzündung
Nr. 6 Kalium sulfuricum bei eitrigen Absonderungen aus dem Ohr
Nr. 2 Calcium phosphoricum und **Nr.11 Silicea** bei Neigung zu wiederkehrenden Ohrenentzündungen

Halsschmerzen und Mandelentzündung

Halsschmerzen (Pharyngitis) kommen häufig bei Infektionen der oberen Atemwege vor. Sie können durch Bakterien (häufig Streptokokken) oder Viren (z. B. Influenza-, Parainfluenzaviren) bedingt sein.

Als Symptome treten Schluckbeschwerden, ein „Kratzen" oder „Wundgefühl" im Hals und evtl. Fieber auf. Ein plötzlicher Beginn spricht für eine bakterielle, Husten und Schnupfen für eine virale Entstehung.

Die **Angina tonsillaris** (Mandelentzündung, Tonsillitis) ist eine akute Entzündung der Gaumenmandeln und wird in der Regel durch β-hämolysierende Streptokokken verursacht.

Typischerweise entwickeln sich innerhalb weniger Stunden hohes Fieber mit Schüttelfrost sowie starke Halsschmerzen und Schluckbeschwerden, die in die Ohrregion ausstrahlen können. Oft ist das Mund-öffnen schmerzhaft. Husten und andere „Erkältungszeichen" fehlen typischerweise. Bei stark vergrößerten Mandeln besteht manchmal eine „kloßige" Sprache.

Die Gaumenmandeln sind beidseitig hochrot und geschwollen und evtl. eitrig belegt. Oft sind die Kieferwinkel - Lymphknoten geschwollen und druckschmerzhaft.

Die schulmedizinische Behandlung besteht in der oralen Gabe von Antibiotika (meist Penicillin), bei einer Penicillinallergie ersatzweise Erythromycin. Bei starken Schmerzen werden entzündungshemmende und schmerzstillende Mittel eingesetzt. Kommt es in kurzen zeitlichen Abständen immer wieder zu eitrigen Anginen, ist möglicherweise eine operative Entfernung der Gaumenmandeln (Tonsillektomie) notwendig. Insbesondere bei Kindern sollte diese Entscheidung jedoch gut überlegt werden, da die Tonsillen besonders in diesem Alter für die Immunabwehr wichtig sind.

Homöopathische Heilmittel bei Halsschmerzen

Aconitum

Arzneimittel:
bereits bekannt

Beschwerdebild:
- **Plötzlicher und heftiger Beginn**.
- Heißes Gefühl, wie zusammengeschnürt.
- Prickeln, Trockenheit und Brennen im Hals.
- Großer Durst.
- **Innere Unruhe**.

Causa:

- Die Beschwerden wurden durch **kalten, trockenen Wind** verursacht.
- Folge von Schreck oder Angst

Modalitäten:
- Schlimmer abends und nachts
- Besserung durch Eintritt von reichlichen Schweißen

Besonderheiten:

Der Sturmhut kann als „Mittel der ersten Stunde" zur Behandlung der Halsschmerzen verwendet werden, kann aber meistens nur kurzfristig eingesetzt werden. Wenn die Symptomatik unter der Behandlung mit Aconitum sich ändert, muß ein anderes Mittel an seine Stelle treten.

Apis mellifica

Arzneimittel:

Die Urtinktur von Apis mellifica, der Honigbiene, wird durch Verreibung der mit Alkohol getöteten Bienen hergestellt.

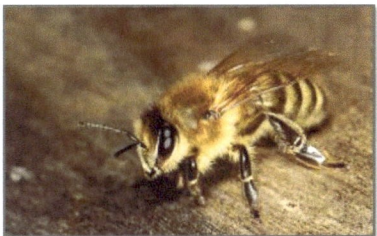

Beschwerdebild:
- Die Mandeln sind gerötet und stark geschwollen.
- **Brennende und stechend Schmerzen.**
- Das Zäpfchen ist stark, manchmal **sackartig geschwollen.**
- **Wenig Durst.**

Modalitäten:
- **Kalte Getränke bessern die Schmerzen**.
- Verschlimmerung durch Hitze jeder Art

Besonderheiten:

Die Arzneimittelwirkung von Apis kennt jede(r), der/die schon einmal von einer Biene gestochen wurde: Stechende und brennende Schmerzen, Schwellung und Besserung durch kalte Umschläge. Diese Symptomatik trifft auch für die Halsentzündung zu.

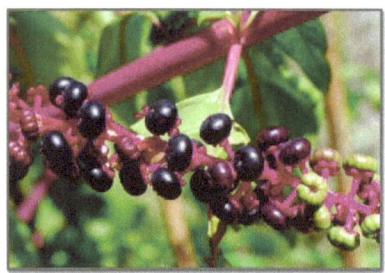

Phytolacca

<u>Arzneimittel:</u>
Phytolacca decandra, die Kermesbeere ist in Zentralamerika beheimatet. Die Wirkung von Phytolacca erstreckt sich in erster Linie auf Knochen, Drüsen und vor allem den Hals.

<u>Beschwerdebild:</u>
- Hals und Mandeln sind **dunkelrot entzündet**.
- eitrige Tonsillitis, eitrig belegte Mandeln
- Die Schmerzen sind stechend und **strahlen bis zum Ohr aus**.
- Gefühl eines Klumpens mit andauerndem Schluckzwang

<u>Modalitäten:</u>
- Die Schmerzen werden nachts und in Bettwärme schlimmer. **Warmes Getränke verschlechtern, kalte Getränke bessern die Beschwerden.**

<u>Besonderheiten:</u>
Phytolacca kann auch bei der Halsentzündung mit Rötung und ansonsten wenig deutlicher Symptomatik zum Einsatz kommen, wenn kein Anlass für ein anderes Mittel besteht.

Mercurius solubilis

Arzneimittel:
bereits bekannt

Beschwerdebild:
- **Eitrige Beläge** auf den Mandeln, oder dunkle blaurote Verfärbung der Mandeln.
- Die Zunge ist schmutzig belegt und zeigt am Rand Zahneindrücke.
- **Übler Mundgeruch.**
- Metallischer Mundgeschmack.
- Vermehrte Speichelbildung, nachts läuft der Speichel aus dem Mund.
- **Nächtliches Schwitzen** mit übelriechenden, klebrigen Schweißen.

Modalitäten:
- Verschlimmerung sowohl durch Hitze als auch durch Kälte.
- Verschlimmerung nachts und in der Bettwärme.

Besonderheiten:
Wir kennen das Mercurius solubilis bereits von der Behandlung der Nasennebenhöhlenentzündung. Mercurius solubilis (schwarzes Quecksilbertoxydul) ist eine wasserunlösliche Verbindung und wurde nur aufgrund bestimmter chemischer Eigenschaften als löslich (=solubilis) bezeichnet.

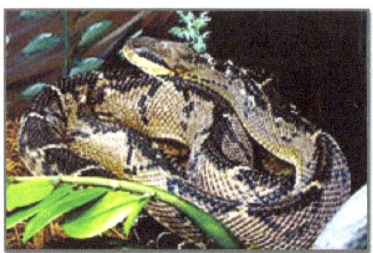

Lachesis

<u>Arzneimittel</u>
Bei Lachesis handelt es sich um das Gift einer außerordentlich giftigen Viper Südamerikas.

<u>Beschwerdebild:</u>
- **Die Mandeln sind bläulich-rot** verfärbt.
- Oft ist zu Beginn die linke Seite betroffen, später kann die Entzündung nach rechts wandern.
- **Schluckschwierigkeiten** , besonders beim Schlucken von Flüssigkeiten oder Speichel.
- **Abneigung gegen drückende und enge Kleidung am Hals.**
- **Große Redseligkeit und Geschwätzigkeit.**

<u>Modalitäten:</u>
- **Warme Getränke und Hitze verschlechtern die Beschwerden.**
- Morgens und nach dem Schlafen sind die Beschwerden allgemein schlechter.

<u>Besonderheiten:</u>
Constantin Hering entdeckte 1823 die Buschmeisterschlange als ein Arzneimittel und prüfte sie an sich selbst auf Kosten seiner eigenen Gesundheit, aber er bereicherte die Homöopathie damit um ein mächtig wirkendes Arzneimittel.

Hausmittel und unterstützende Maßnahmen

Gurgeln:
mit lauwarmen Salzwasser (1/2 Teelöffel Salz auf ein Glas warmes Wasser).
mit verdünntem Teebaumöl, 1-2 Tropfen in ein Glas lauwarmes Wasser geben

mit Aloe Vera-Saft aus dem Reformhaus. Der Hauptwirkstoff im Gel des Aloe Vera-Blattes bekämpft die Entzündungen im Rachenraum und beruhigt die Schleimhäute.

2 Esslöffel naturtrüben Apfelessig in 1/4 Liter lauwarmes Wasser verrühren und jede Stunde damit den Mund- und Rachenraum ausspülen.

3 Tropfen Weihrauch -Öl in ein Glas warmes Wasser geben. Mehrmals am Tag damit gurgeln.

Tees:
Salbeitee mit Honig und etwas Zitrone , Käsepappel-Tee oder Thymiantee mehrmals täglich schluckweise trinken

Wickel:
Kartoffelwickel: frisch gekochte Kartoffel zerdrücken und auf einem Tuch (nicht zu heiß!) um den Hals legen. Den Wickel so lange liegen lassen, bis er kalt geworden ist.
Quarkwickel: Den Quark auf ein Tuch auftragen und um den Hals legen. Wirkt kühlend und entzündungshemmend. Ein entsprechendes Fertigpräparat (Quarkpack) muss nur nassgemacht und aufgelegt werden.

Schweineschmalz in der Pfanne erhitzen, mit der flüssigen Masse ein Leintuch tränken und so heiß wie möglich um den Hals wickeln. Mit einem warmen Schal abdecken und über Nacht einwirken lassen.

drei Esslöffel Heilerde (Apotheke) mit Wasser zu einem dicken Brei verrühren, auf einem Tuch verteilen und um den Hals wickeln. Mit einem Tuch abdecken und wenn die Heilerde getrocknet ist, abnehmen und erneuern.

Eine Zwiebel ganz fein hacken, die Masse in ein Tuch wickeln und um den Hals binden. Darüber ein Wolltuch. Zwei Stunden auf den Hals einwirken lassen.

die Füße und den Halsbereich immer gut warm halten.
Darauf achten, dass die Raumluft immer feucht ist. Trockene Schleimhäute sind gute Nährböden für Bakterien und Viren.

Schüssler-Salze
Nr.3 Ferrum phos. und **Nr. 4 Kalium chloratum** zu Beginn der Beschwerden

Nr. 6 Kalium sulfuricum bei eitrigen Belägen

Nr. 11 Silicea bei chronisch wiederkehrenden Mandelentzündungen

Nr. 2 Calcium phosphoricum bei anfälligen, blassen Kindern

Husten

Husten hat den sinnvollen Zweck, die Schmutzpartikel und Erreger aus den Bronchien zu entfernen. Der von der Bronchialschleimhaut produzierte Schleim wird mit feinsten Flimmerhärchen bis in den Rachen befördert. Husten unterstützt diesen Reinigungsmechanismus und läuft in drei Phasen ab: Zuerst werden die Lungen geweitet, damit genügend Luft zur Verfügung steht. Während der Ausatmung schließt sich der Kehlkopfdeckel. Wird er dann ruckartig geöffnet, strömt die Luft mit einer Geschwindigkeit von mehreren hundert Stundenkilometern heraus! Dieser komplexe Hustenreflex ermöglicht es, Schleim und Fremdkörper aus den Luftwegen zu entfernen und sollte daher wenn möglich nicht mit Hustenreiz-stillenden Medikamenten unterdrückt werden.

Der im Rahmen eines grippalen Infekts auftretende Husten (akute Bronchitis) wird in ca. 90% der Fälle durch Viren verursacht. Bei der unkomplizierten Virusbronchitis treten anfangs Schnupfen, Hals-, Kopf- und Gliederschmerzen sowie ein allgemeines Krankheitsgefühl auf. Dann beginnt ein trockener Husten, der bald produktiv wird. Der Auswurf (Sputum) ist dann meist schleimig-eitrig. Tritt hohes Fieber auf, kann dies auch eine Lungenentzündung hinweisen.

Bei entsprechender Veranlagung können sich die Bronchien bei Kleinkindern durch die Entzündung verengen. Bei dieser sog. obstruktiven Bronchitis ist die Ausatmung erschwert, in ausgeprägten Fällen hat das Kind Atemnot, und man hört ein Pfeifen während der Ausatmung.

Hält ein Husten beim Erwachsenen länger als 3 – 4 Wochen an, ist abzuklären, ob eine ernst zu nehmende Krankheit (z.B. ein Bronchialkarzinom) vorliegt. Bei Kindern kann ein wiederkehrender Reizhusten ein erstes Zeichen von Asthma bronchiale sein.

Eine **chronische Bronchitis** ist gemäß Weltgesundheitsorganisation (WHO) definiert als „Husten und Auswurf an den meisten Tagen von mindestens drei Monaten zweier aufeinanderfolgender Jahre":

Bei der einfachen chronischen Bronchitis besteht ein schleimig-weißer Auswurf ohne bronchiale Verengung (sog. „Raucherhusten")

Der chronischen Bronchitis liegt meistens ein langjähriges, regelmäßiges (Zigaretten-)Rauchen zugrunde. Jeder zweite Raucher über 40 Jahre hat eine chronische Bronchitis und etwa 80 – 90% der Patienten mit chronischer Bronchitis sind oder waren Raucher.

Die chronische Bronchitis und auch Asthma bronchiale können im Laufe der Zeit zum **Lungenemphysem** (COPD) führen. Dabei handelt es sich um eine Überblähung des Lungengewebes mit Elastizitätsverlust und unwiderruflicher Zerstörung von Alveolen (Lungenbläschen).

Meist liegt dem Lungenemphysem ein langjähriges Rauchen zugrunde. Bei jungen Patienten ohne Risikofaktoren kann ein erblicher Enzymmangel (α_1-Antitrypsin-Mangel) eine Rolle spielen.

Die Patienten haben chronische Atemnot, zunächst nur bei Belastung und im Laufe der Zeit schon in Ruhe. Sie sind dann auf fortwährende Sauerstoffgabe und vielfältige medikamentöse Therapie angewiesen. Als Spätfolge kommt es zur Rechtherzinsuffizienz mit drohendem Herzversagen.

Zur Unterscheidung des Hustens helfen die folgenden Hinweise:

- Treten zusätzlich zum Husten typische Erkältungsmerkmale wie Schnupfenund Halsweh auf, ist ein grippaler (Virus-)Infekt die häufigste Ursache.

- Ist der Auswurf grünlich oder gelblich, steckt meistens eine bakterielle Bronchitis dahinter, die z.B. als Folge einer Virus-bedingten Bronchitis entstanden sein kann, oder auch als Ausdruck einer chronischen Bronchitis zu interpretieren ist.

- Dauerhafter Husten, der länger als drei Monate anhält, weist auf eine chronische Bronchitis hin, welche häufig bei Rauchern zu finden ist.

- Ist der Auswurf blutig, sollte unbedingt eine ärztliche Abklärung erfolgen, denn es könnte ein Bronchialkarzinom oder eine Tuberkulose dahinter stehen

- Bei Asthma bronchiale ist ein oberflächlicher Husten zusammen mit Atemnot und einem pfeifenden Geräusch (Giemen) beim Ausatmen zu beobachten

- Krupphusten als Ausdruck einer Kehlkopfentzündung (Laryngitsi) geht mit Atemnot und einem pfeifenden <u>Ein</u>atemgeräusch und tritt vorwiegend bei Kindern auf

- Husten zusammen mit hohem Fieber und evt. stechenden Schmerzen kann auf eine Lungenentzündung hinweisen.

- Bei Herzmuskelschwäche (Herzinsuffizienz) tritt Husten eher im Zusammenhang mit körperlicher Anstrengung auf

- Husten kann auch als Nebenwirkung von Medikamenten wie z.B. ACE-Hemmern (Blutdrucksenker) auftreten.

- Bei trockenem (unproduktivem) Reizhusten sind die Bronchien nicht verschleimt, er kann sehr quälend sein und die Nachtruhe empfindlich stören. Hier sind evt. hustenreizdämpfende Medikamente hilfreich.

Homöopathische Heilmittel bei Husten

Husten ist homöopathisch manchmal nicht ganz einfach zu behandeln, insbesondere wenn die bewährtesten (die genannten) Mittel keine Wirkung zeigen. Dann sollte der Husten sorgfältig mit seinen individuellen Modalitäten und Besonderheiten beobachtet werden, um das passende der vielen möglichen Mittel zu finden. Bei mangelnden Erfolg ist es zuweilen besser, auf schleimlösende Mittel wie Sinupret o.a. bzw. die unten genannten Hausmittel zurückzugreifen.

Drosera rotundifolia

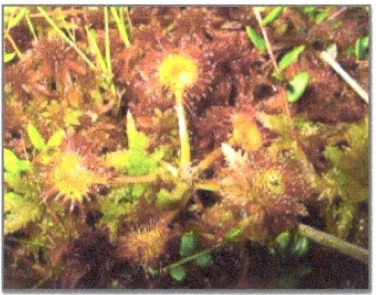

<u>Arzneimittel:</u>
Drosera rotundifolia, der Sonnentau ist eine einjährige Planze, die in moosigen Gegenden Frankreichs wächst.

<u>Beschwerdebild:</u>
- Ständiger **Hustenreiz im Kehlkopf.**
- Heftige Hustenanfälle mit Würgen.
- Husten bei Kindern, Keuchhusten
- **Heftige Hustenanfälle.** Keuchhusten
- **Tiefe, heisere und tonlose Stimme.**
- Kitzelreiz im Rachen der zum Husten führt

<u>Modalitäten:</u>
- Der Husten ist nach Mitternacht schlimmer
- Verbesserung im Freien
- Verschlimmerung beim Hinlegen

<u>Besonderheiten:</u>
Drosera ist ein wichtiges Mittel für krampfhafte heftige Hustenanfälle.

Aconitum

<u>Arzneimittel:</u>
bereits bekannt

<u>Beschwerdebild:</u>
- **Trockener, heiserer, hackender Husten, laut bellend, sehr schmerzhaft**

- **Vermehrtes Durstgefühl**.
- Hohes Fieber, mit hartem, schnellen Puls und trockener Haut.

Causa:

- Der Husten tritt **nach kaltem Wind oder Zugluft**, speziell nach **trockener Kälte** auf.

Modalitäten:

- Der Husten wird schlimmer von kalter Luft.
- Das Fieber bessert sich, sobald ein Schweißausbruch stattfindet.

Besonderheiten:

Meist findet sich die für Aconitum typische **nächtliche Unruhe und Angst**.

Belladonna

Arzneimittel:
bereits bekannt

Beschwerdebild:

- Der Husten tritt **plötzlich** auf, ist **krampfartig, bellend und trocken**.
- Die **Schleimhäute sind trocken und trotzdem besteht wenig Durst** (im Gegensatz zu Aconitum).
- Unruhe, Benommenheit und Verwirrung

Causa:

- Der Husten wird durch **feuchte Kälte** hervorgerufen.

Besonderheiten:

Belladonna-Patienten **schwitzen immer**. Der Schweiß erleichtert (im Gegensatz zu Aconitum) nicht.

Ferrum phosphoricum

Arzneimittel:
bereits bekannt

Beschwerdebild:

- Der **Husten ist trocken** und hart.
- Heiserkeit und lästiger Reizhusten mit wenig Auswurf
- Helles Blut im Auswurf oder **Nasenbluten**.
- Fleckig **gerötetes oder blasses Gesicht**.

- Fieber mit weichem Puls, **ohne Durst und allgemein wenig Beschwerden**

Modalitäten:
- Verschlimmerung eher nachts

Besonderheiten:
Ferrum phosphoricum ist für den Beginn einer Bronchitis bei **langsamen Krankheitsverlauf** geeignet.

Bryonia alba

Arzneimittel:

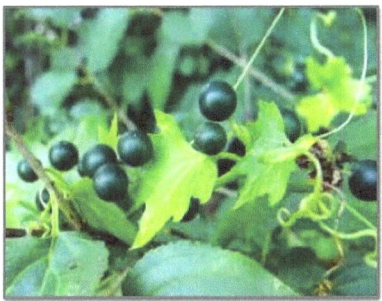

Bryonia alba, die weiße Zaunrübe, Gicht- oder Teufelsrübe wächst an Hecken und Zäunen. Die Urtinkur wird aus der Wurzel hergestellt.

Beschwerdebild:
- Der **trockene, harte Reizhusten** wird meist durch einen **Kitzel im Rachen oder Kehlkopf** ausgelöst.
- Grosse Trockenheit der Schleimhäute und großer Durst.
- **Stechende Schmerzen, der Husten schmerzt in der Brust.**
- Um die Schmerzen im Brustkorb zu lindern, wird der Brustkorb beim Husten mit beiden Händen gehalten. Muss sich aufsetzen beim Husten.
- **Reizbare und mürrische Stimmung**.

Modalitäten:
- Verschlimmerung durch Aufregung
- durch Bewegung,
- im warmen Zimmer.
- Verbesserung der Schmerzen im Brustkorb durch Liegen auf der schmerzhaften Seite.

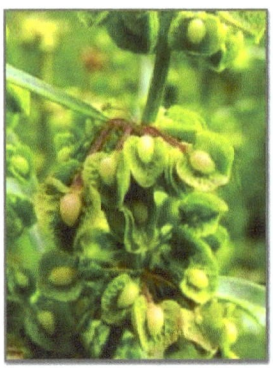

Rumex crispus

Arzneimittel:

Rumex crispus ist der krause oder wilde Ampfer. Er wächst in Europa, Nordasien und Nordamerika und ist mit dem Sauerampfer verwandt.

Beschwerdebild:
- **Trockener Reizhusten**.
- Der Husten wird durch ein **rauhes Gefühl im Kehlkopf** ausgelöst.
- Jedes tiefe Einatmen und Sprechen ruft einen Hustenreiz hervor.
- trockener quälender Husten, der am Schlafen hindert

Modalitäten:
- Verschlimmerung **beim Einatmen kalter Luft und beim Entblößen**
- Verbesserung durch einen Schal oder die Bettdecke vor dem Mund, um den Hustenreiz zu lindern

Ipecacuanha

Arzneimittel:
Uragoga Ipecacuanha, die Brechwurzel, wächst in den tropisch feuchten Wäldern

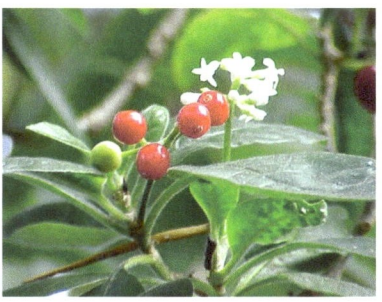

Brasiliens. Man verwendet die getrocknete Wurzel.

Beschwerdebild:
- **Husten mit anhaltendem Würgen und Erbrechen**, oft begleitet von **Nasenbluten.**
- Erstickender Husten mit viel **Schleimrasseln**.
- **Blutiger Auswurf**
- Der Schleim kann nur mit Mühe ausgeworfen werden.

Modalitäten:
- Besser im Freien
- Schlimmer in der Wärme.

Spongia tosta

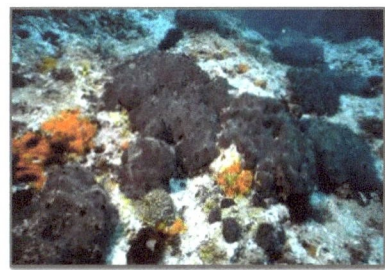

Arzneimittel:
Spongia marina tosta, der geröstete Seeschwamm, oder Badeschwamm, ist eine schleimige animalische (tierische) Substanz, die vor allem an den Küsten des

griechischen Archipels gefischt wird. Die vermehrt Jod und andere Spurenelemente enthaltenden Schwammstücke werden zur homöopathischen Verwendung geröstet (tosta).

Beschwerdebild:
- **Trockener, bellender, krächzender und sägender Husten.**
- Laryngitis (Kehlkopfentzündung)
- Der Kehlkopf ist wie zusammengeschnürt.
- **Allgemein verfroren.**

Modalitäten:
- Der Husten **bessert sich beim Essen und beim Trinken, vor allem von warmen Speisen und Getränken.**
- Kalte Luft und kalte Getränke verschlechtern.

Hepar sulfuris

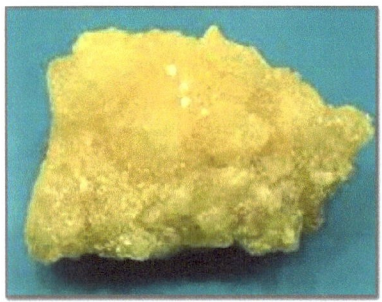

Arzneimittel:
Hepar sulfuris, Calcium sulfuratum Hahnemannni, oder die kalkhaltige Schwefelleber (Hepar = Leber), hat in der Herstellung nichts mit der Leber zu tun, sondern ist eine Verbindung aus dem Kalk der Austernschale und dem Schwefel.

Beschwerdebild:
- **Lauter und bellender Husten.**
- Der Husten kann trocken oder locker schleimig und rasselnd sein.
- **Übler Geruch** aller Absonderungen

Causa:
- Der Husten wird **durch Entblößen, oder durch einen kalten Luftzug** ausgelöst.

Modalitäten:
- Verschlechterung durch jegliche Art von Kälte
- Wärme bessert.
- Verschlimmerung morgens

Besonderheiten:
Eine **starke Verfrorenheit** und eine **allgemeine Reizbarkeit** kennzeichnen dieses Mittel.

Hyoscyamus niger

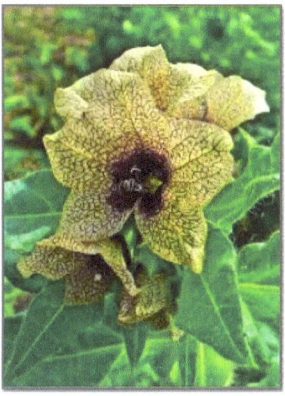

Arzneimittel:
Hyoscyamus, das Bilsenkraut, gehört (wie Belladonna) zu den Nachtschattengewächsen und wächst an Wegrändern und auf Schutthäufen.

Beschwerdebild:
- **Trockener und krampfartiger Kitzelhusten** der **nachts schlimmer** wird.
- **Nervöser Husten**

Causa:
- durch seelische Beschwerden, wie Liebeskummer, Eifersucht oder Ärger verursachter nervöser Husten.

Modalitäten:
- schlimmer im Liegen und nachts
- besser beim Aufsitzen
- Verschlimmerung beim Essen, Trinken und Sprechen.

Sticta pulmonaria

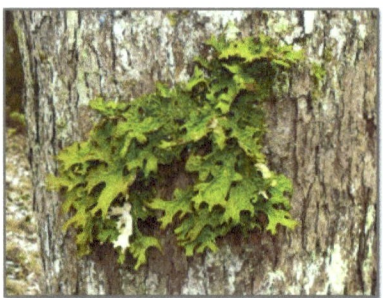

Arzneimittel:
Sticta pulmonaria, das Lungenmoos oder die Lungenflechte wächst auf der ganzen Erde und ist ein altes Volksmittel zur Behandlung von Lungenleiden.

Beschwerdebild:
- **Trockener, hackender Reizhusten**.
- Fließschnupfen, später Bronchitis
- Hustenreiz durch ein unablässiges Kitzelgefühl unterhalb des Kehlkopfs
- Trockene Schleimhäute, Druck auf der Nasenwurzel
- Husten nach Masern

Modalitäten:
Verschlimmerung des Hustenreizes:
- Abends und nachts
- bei Müdigkeit
- beim Einatmen

Besonderheiten:
Die Erkältung nimmt einen typischen Verlauf: Sie beginnt mit einem Fließschnupfen.Der Schnupfen trocknet rasch ein, bildet Borken und wandert nach unten zu den Bronchien.

Conium maculatum

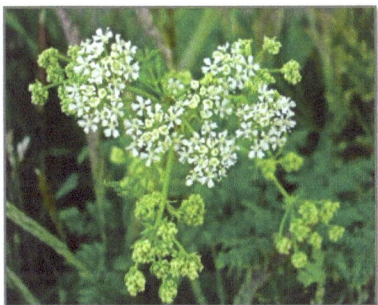

Arzneimittel:
Conium maculatum, der gefleckte Schierling wächst in Europa und in Asien.

Beschwerdebild:
- **Heiserkeit und krampfhafter Husten,** der durch ein Kitzeln im Hals hervorgerufen wird.
- Schwindel, **Schwäche und Zittern.**

Modalitäten:
- **Schlimmer nachts** und im Liegen.
- **Das Aufsitzen bessert.**
- Besserung des Gesamtbefindens durch Essen.

Besonderheiten:
Berühmt und berüchtigt wegen seiner Giftigkeit wurde der gefleckte Schierling durch den „Schierlingbecher", den Sokrates zu seiner Hinrichtung trank. Homöopathisch verarbeitet ist Conium ein wirkungsvolles Arzneimittel, das sich vor allem in der Anwendung bei älteren Männern bewährt hat.

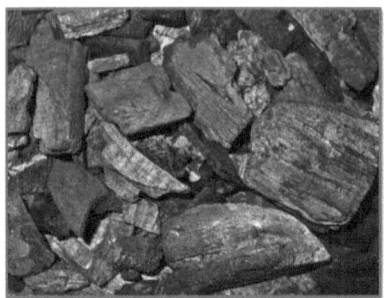

Carbo vegetabilis

Arzneimittel:
Carbo vegetabilis ist pflanzliche Kohle, die aus verkohltem Birken oder Buchenholz hergestellt wird.

Beschwerdebild:
- **Husten mit ausgeprägter Atemnot. Schwäche und Ermattung.**
- **Kalter Schweißausbruch** während eines Hustenanfalls.
- Ausgeprägtes **Verlangen nach frischer Luft**.
- Blass-bläuliche Verfärbung des Gesichts.

Modalitäten:
- Verbesserung durch frische Luft
- Verschlimmerung in feuchtwarmer Luft.
- vorwiegend nur für sehr schwere Pathologien geeignet

weitere Arzneimittel für Husten

Antimonium tart.: lockerer Schleim mit Rasseln, kann nicht abgehustet werden, muss nachts aufsitzen, große Erschöpfung; Auswurf

Causticum: Reiz- und Kitzelhusten mit spärlichem, schwierigem Auswurf, schlimmer im Liegen, besser durch kalte Getränke.

Coccus cacti: anfallsartiger Kitzelhusten um 6-7.00Uhr oder nach 23.30 Uhr. Harter, kurzer hackender Husten in Anfällen. Keuchhusten. Schlimmer durch

Erhitzung, in warmen Räumen. Besser an der kalten und frischen Luft, durch kalte Getränke oder kalte Speisen.

Phosphor: hohler, trockener Kitzelhusten, Kehlkopf sehr schmerzhaft, wenig, evt. blutiger Schleim, Geruchsempfindlichkeit, Nervosität; kalte Luft verschlimmert, Liegen auf der linken Seite verschlimmert. Jede Erkältung endet mit Husten und Bronchitis. Husten mit Kopfschmerzen.

Hausmittel und unterstützende Maßnahmen bei Husten

Alles was das Immunsystem stärkt, ist auch vorbeugend gegen Husten und andere Erkältungskrankheiten einsetzbar

- Ruhe, um die Erkältung auszukurieren
- Ausreichende Zufuhr von Vitamin C und Zink
- Reichlich Kräutertees trinken, bei Bedarf mit Honig gesüßt
- Keinen Sport oder übermäßige Anstrengung
- Warm anziehen und heißen Tee trinken, dann kann der Körper die Erkältung leichter „herausschwitzen". (aber: mit fieberhaften Erkältungen nicht in die Sauna gehen!)
- Zumindest während der Bronchitis und auf das Rauchen (und auch das passiv Rauchen) verzichten!
- Bei Husten möglichst die Ansteckung anderer vermeiden: besser in den eigenen Ärmel husten, als in die Hand, die wir dann dem Nächsten zur Begrüßung hinreichen, bzw. mit der wir die Viren über Türklinken etc. weitergeben.
- Für Bewegung an der frischen Luft sorgen (warm angezogen!)
- Viel heißen Husten- und Bronchialtee trinken
- Milch und Käse meiden, weil diese verschleimend wirken.
- Brustwickel: ein Handtuch mit kaltem Wasser nass machen, auswinden und um dem Brustkorb legen. Mit einem trockenen Handtuch umwickeln und im Bett so lange liegen bleiben, bis der Wickel sich vollständig erwärmt hat

Inhalationen

- Ätherische Öle lösen sich kaum in Wasser, steigen aber mit heißem Wasserdampf auf und eignen sich daher besonders gut für Inhalationen. Bei der Inhalation sollten folgende Regeln beachtet werden:
- Ätherische Öle können an den Atemwegen starke Irritationen verursachen. Daher sollte die im Beipackzettel angegebene Dosis auf keine Fall überschritten werden
- Bei Kindern nur für sie geeignete Präparate verwenden. Säuglinge und Kleinkinder vertragen beispielsweise kein Menthol, welches in vielen Inhalationssalben enthalten ist. Sie könnten einen Kehlkopfkrampf (Epiglottiskrampf) mit Erstickungsgefahr bekommen!

- Asthmatiker und Allergiker sollten auf die Inhalalation von ätherischen Ölen verzichten, da dadurch ein Asthamanfall ausgelöst werden könnte.

Einreibungen

Ätherische Öle können über die Haut ins Blut gelangen und zudem wird durch Einreibungen auf Brust und Rücken ein Teil des Öls inhaliert. Das Einreiben hat bei Kindern noch den zusätzlichen beruhigenden Effekt des Körperkontakts mit Mutter oder Vater. Hinzu kommt, dass über die Reflexzonen am Rücken ein heilsamer Reiz auf die inneren Organe ausgeübt wird.

Teemischungen

Ein Eßlöffel der im folgenden genannten Mischungen mit 150ml kochendem Wasser übergießen und 10 Minuten ziehen lassen. Die Mischungen können in der Apotheke zubereitet werden.

Teemischung vor allem gegen Hustenreiz:
Eibischwurzel 25 g, Fenchelfrüchte 10 g, Isländisch Moos 10 g, Spitzwegerichkraut 15 g, Süßholzwurzel 10 g, Thymiankraut 30 g

Schleimlösende Teemischungen:
Wollblume 25 g, Huflattichblätter 25 g, Eibischwurzel 25 g, Anisfrüchte 25 g

Oder:
Eibischwurzel 25 g, Eibischblätter 25 g, Süßholzwurzel 15 g, Malvenblüten 5 g

Schweißtreibender Tee:
eine Mischung aus Lindenblüten, Birkenblättern und Holunderblüten zu gleichen Teilen.

Schüssler-Salze

Nr. 3 Ferrum phos. bei trockenem, Reiz- Husten und beginnender Bronchitis

Nr. 4 Kalium chloratum weißliches Sekret, Hauptmittel

Nr. 6 Kalium sulfuricum bei Husten mit gelblichem Auswurf, chronischem Husten und Raucherhusten

Heiserkeit

Bei Heiserkeit klagen die Betroffenen über eine „raue, kratzige" Stimme. Die Ursachen sind vielfältig: eine einfache Erkältung, eine exzessive Stimmbelastung, Inhalation von Stäuben oder Allergenen und auch verschiedene Tumoren.

Jede Heiserkeit, die länger als drei Wochen besteht, muss ärztlich abgeklärt werden, da vor allem bei Rauchern ein bösartiger Kehlkopftumor dahinter stehen kann.

Die **Kehlkopfentzündung** (Laryngitis) wird durch Viren, durch Bakterien, durch Reizgasinhalation, durch starke Temperaturschwankungen und trockenem oder heißem Raumklima, sowie mechanisch durch akute Stimmüberlastung verursacht.

Die Betroffenen sind heiser oder völlig stimmlos (aphon). Oft haben sie leichte Halsschmerzen, Hustenreiz und leicht erhöhte Temperatur.

Für den Behandlungserfolg ist eine absolute Stimmruhe (auch kein Flüstern!) entscheidend. Außerdem dürfen die Betroffenen nicht rauchen und sich nicht in der Umgebung von Rauchern aufhalten.

Homöopathische Heilmittel bei Heiserkeit

Aconitum

Arzneimittel:
bekannt

Beschwerdebild:
- **Akute Erkältung** mit Heiserkeit, Rasseln im Kehlkopf und Schmerzen beim Sprechen.
- Der Kehlkopf ist empfindlich gegen die eingeatmete Luft.
- **Trockener Husten**
- **beginnendes Fieber**
- **innere Unruhe.**

Causa:
- **Heiserkeit nach kaltem Wind** oder Zugluft.
- Stimmverlust nach großem Schreck.

Modalitäten:

- Verschlimmerung abends

Besonderheiten:
Aconitum ist das Mittel für die akut einsetzende Erkältung

Belladonna

Arzneimittel:
bekannt

Beschwerdebild:
- Heiserkeit mit **großer Trockenheit** der Schleimhäute.
- Trotz der Trockenheit besteht (im Gegensatz zu Aconitum**) Abneigung gegen Getränke.**
- **Die Racheschleimhaut ist hellrot entzündet**.
- Begleitend ist oft das für Belladonna typische Fieber **mit Schweißen, Unruhe oder Benommenheit,** sowie einem harten, vollen Puls.

Causa:
- Folge von feuchtem, kalten Wetter

Modalitäten:
- Verschlimmerung abends
- Schmerzen im Kehlkopf schlimmer beim Schlucken und bei Berührung des Kehlkopfs

Spongia

Arzneimittel:
bekannt

Beschwerdebild:
- **Heiserkeit und Stimmverlust**, oft vergesellschaftet mit einem **trockenen Husten, wie eine Säge,** oder einer Nasennebenhöhlenentzündung.
- **Brennen und Wundheitsgefühl** im Rachen.
- **Kitzeln und Trockenheit** im Hals.
- Das Schlucken ist schmerzhaft.

Modalitäten:

- Allgemeine Besserung durch Essen und warmes Trinken.
- Verschlimmerung durch kalte Getränke.

Drosera

Arzneimittel:
bekannt

Beschwerdebild:
- **Tiefe und rauhe Stimme**, mit einem wunden Gefühl im Kehlkopf und der Luftröhre.
- Das Reden erfordert eine große Anstrengung.
- Gefühl wie eine **Feder oder ein Krümel im Kehlkopf, mit starkem Hustenreiz.**
- **Heftiger krampfartiger Husten.**

Modalitäten:
- Die Heiserkeit ist schlimmer bei Wärme und nach Mitternacht.
- Verbesserung im Freien.

Hepar sulfuris

Arzneimittel:
bekannt

Beschwerdebild:
- Heiserkeit mit rauem Gefühl im Rachen und Kehlkopf.
- **Große Überempfindlichkeit, vor allem gegenüber Schmerz.**
- **Große Reizbarkeit.**
- **Große Verfrorenheit und Mangel an Lebenswärme.**

Causa:
- Verursacht durch kalte trockene Winde

Modalitäten:
- **Verschlimmerung durch Kälte.**
- Besserung durch feucht-warme Anwendungen.

Arum triphyllum

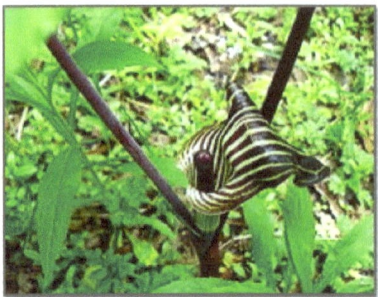

Arzneimittel:
Arum triphyllum, der dreiblätttrige Aron, wächst in Süd- und Nordamerika und ist dem in unseren Wäldern wachsenden Aronstab (Arum maculatum) botanisch nah verwandt.

Beschwerdebild:
- Unsichere Stimme, die einmal hoch und einmal tief klingt.
- **Brennende Schmerzen** im Kehlkopf.
- Rötung und Reizung um den Mund herum.
- **Wundmachende Absonderungen**.
- Ständiges Beißen oder Herumzupfen auf bzw. an den Lippen, bis sie bluten.

Causa:
- Folge von Überanstrengung der Stimme
- Folge von kaltem Wind

Modalitäten:
- Verschlimmerung der Heiserkeit durch fortgesetztes Reden

Besonderheiten:
Arum triphyllum ist für die akute und chronische Heiserkeit geeignet, wenn sie **durch Überanstrengung der Stimme hervorgerufen** wurde.

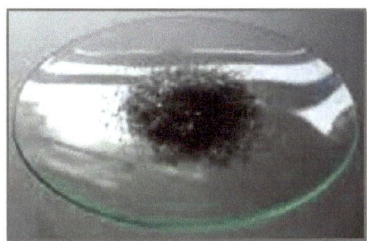

Argentum nitricum

<u>Arzneimittel:</u>
Argentum nitricum ist Silbernitrat, oder salpetersaures Silber, eine wasserlösliche Verbindung aus Silber und Salpetersäure.

<u>Beschwerdebild:</u>
- Heiserkeit, Juckreiz und Brennen im Kehlkopf.
- Schon länger bestehende Heiserkeit, vor allem bei Berufsrednern und Sängern.
- Schleim-Ansammlung im Kehlkopf, die sich leicht abhusten lässt.

<u>Causa:</u>
- **Folge andauernder Überanstrengung der Stimme**.

<u>Modalitäten:</u>
- **Verschlimmerung der Heiserkeit durch Wärme**
- Verschlimmerung morgens.
- **Verbesserung durch Kälte und kalte Getränke.**

<u>Besonderheiten:</u>
Argentum nitricum ist ein bewährtes Mittel für **nervöse Unruhe durch Lampenfieber und Prüfungen.**

Hausmittel und unterstützende Massnahmen bei Heiserkeit:
- Zum Auskurieren der ist eine absolute Stimmruhe (auch kein Flüstern!) entscheidend.
- Das Raumklima kann durch mindestens 50% Luftfeuchtigkeit und Senken der Raumtemperatur auf 18 – 20 °C verbessert werden.
- Absolutes Rauchverbot
- Inhalationen mit Kamille, Thymian oder Meersalz s.u.
- Kartoffelwickel, wie unter Halsschmerzen beschrieben
- Salbeitee oder heiße Milch mit Honig trinken

- Alle Hausmittel, die bei Bronchitis genannt wurden, können auch bei Heiserkeit hilfreich sein.

Schüssler-Salze
Nr. 4 Kalium chloratum Hauptmittel bei Heiserkeit

Nr. 3 Ferrum phos. bei Heiserkeit durch Überanstrengung der Stimme

Nr. 6 Kalium phosphoricum, in Ergänzung zu Nr. 3

kleine Hausapotheke

Die folgende Zusammenstellung homöopathischer Arzneimittel empfiehlt sich als Hausapotheke. Wir empfehlen die Potenz D12 als Globuli, mit der sich die meisten der alltäglichen Beschwerden erfolgreich behandeln lassen. Die anderen Potenzen können Sie dann je nach Bedarf nachbestellen. Es ist besser, mit einer kleinen Grundausstattung anzufangen und diese allmählich individuell zu erweitern.

Aconitum D12
Apis D12
Argentum nitricum D12
Arnika D12
Arsenicum album D12
Belladonna D12
Bellis perennis D12
Bryonia D12
Calendula D12
Cantharis D12
Carbo vegetabilis D12
Causticum D12
Cepa D12
Chamomilla D12
Coffea D12
Colocynthis D12
Drosera D12
Dulcamara D12
Echinacea D12
Eupatorium perfoliatum D12
Euphrasia D12
Ferrum phosphoricum D12
Gelsemium D12

Hamamelis D12
Hepar sulfuris D12
Hypericum D12
Ignatia D12
Ipecacuanha D12
Kalium bichromicum D12
Lachesis D12
Ledum D12
Lycopodium D12
Magnesium phosphoricum D12
Mercurius solubilis D12
Millefolium D12
Natrium muriaticum D12
Nux vomica D12
Phosphorus D12
Phytolacca D12
Pulsatilla D12
Pyrogenium D12
Rhus toxicodendron D12
Rumex D12
Ruta D12
Sarsaparilla D12
Sepia D12
Silicea D12
Spongia D12
Staphisagria D12
Sticta pulmonaria D12
Sulfur D12
Symphytum D12
Thuja D12
Urtica urens D12
Veratrum album D12

ABOUT THE AUTHOR

Dr. med. Johannes Schön

Geboren 1960 in Passau, Medizinstudium in Freiburg i. Breisgau, Dissertation über Säuglingspflege bei Naturvölkern. Mehrjährige Ausbildung in klassischer Homöopathie, praktische Tätigkeit als Homöopath in mehreren naturheilkundlichen Kliniken. Dozent und Verfasser homöopathischer Fernlehrgänge sowie mehrerer homöopathischer Bücher

Seit 2007 niedergelassen in Wien als Arzt für Homöopathie und Naturheilverfahren.

T: 06504328814

Mail: ordischoen@gmail.com

Web: www.naturheilkunde.co

www.ingramcontent.com/pod-product-compliance
Lightning Source LLC
Chambersburg PA
CBHW041108180526
45172CB00001B/155